RECHERCHES

SUR LES

LUXATIONS SACRO-COCCYGIENNES

A PROPOS D'UNE OBSERVATION

DE LUXATION EN AVANT IMCOMPLÈTE

Par M. MOURET,

MÉDECIN AIDE-MAJOR DE 1ʳᵉ CLASSE AUX ZOUAVES
DE LA GARDE, A VERSAILLES.

PARIS

LIBRAIRIE DE LA MÉDECINE, DE LA CHIRURGIE ET DE LA PHARMACIE MILITAIRES

VICTOR ROZIER, ÉDITEUR,

RUE CHILDEBERT, 44,

Près la place Saint-Germain-des-Prés.

1859

Imprimerie de Cosse et J. Dumaine, rue Christine, 9

RECHERCHES

SUR LES

LUXATIONS SACRO-COCCYGIENNES,

A PROPOS D'UNE OBSERVATION

DE LUXATION EN AVANT INCOMPLÈTE,

DE LA LUXATION EN AVANT INCOMPLÈTE DU COCCYX.

« Une luxation peut s'opérer dans l'articulation sacro-coccygienne, ainsi que le démontre un fait récemment publié par M. Léon Boyer, dans la *Revue médico-chirurgicales* » (Jarjavay, *Anatomie chirurgicale*, tome II, page 498).

Ces simples mots, tombés sous mes yeux à propos d'une revue de l'anatomie des régions, m'ont rappelé un fait dont récemment j'avais été le témoin, et qui m'a paru y trouver une importance que je ne lui avais jusqu'alors pas soupçonnée. Cette phrase, écrite en quelque sorte la veille par un de nos plus modernes auteurs, implique en effet que les observations du déplacement du coccyx sur le sacrum sont tout au moins d'une extrême rareté ; à ce titre, j'ai pu croire que la relation suivante serait digne de l'attention du conseil de santé des armées, à la haute appréciation duquel j'ai l'honneur de la soumettre, et dont j'ose solliciter la bienveillance pour l'exposé des recherches et des considérations qu'elle m'a inspirées.

M. Bustin, officier aux zouaves de la garde, âgé de 31 ans, d'un tempérament sanguin, d'un embonpoint prononcé, éprouva, le 15 février 1857 au soir, au bas du rachis, et à la suite d'une leçon pratique d'équitation, une douleur sourde qui s'accrut progressivement, de telle sorte que le

lendemain déjà la station assise était presque impossible.
Le 17 au soir, sans cause appréciable, à la suite d'un simple mouvement de flexion du tronc, M. B..... sentit un déplacement se faire au fondement, et aussitôt ses souffrances
s'exaspérèrent au point de lui arracher des cris, de faire
naître par moments des sueurs froides avec menace de syncope, que le malade éloignait par une énergique résistance
morale.

Je fus appelé alors; le malade venait, à mon arrivée, de
quitter un bain qui, loin de le soulager, avait aggravé son
état, à cause des mouvements très-douloureux qu'il avait
nécessités. M. B..... était couché dans son lit, sur le côté
droit, les jambes fléchies sous les cuisses et celles-ci sous le
bassin. Il me donna les renseignements qui précèdent. Pour
examiner la partie malade, je voulus faire changer son décubitus. Il résulta de cette manœuvre, faite avec une grande
lenteur, des douleurs et des cris aigus.

Rien de sensible à la vue n'indiquait une lésion trauma-
tique : ni excoriation, ni rougeur, ni ecchymose ; aucune
différence dans le niveau normal révélant un changement quelconque de rapport. Je crus cependant remarquer
à droite du sillon fessier, et à hauteur de l'union du coccyx au sacrum, une légère déviation avec rougeur plus
vive qu'alentour ; je voulus y poser le doigt pour en apprécier la résistance, mais la plainte instantanée du malade
m'obligea à y renoncer. (Un mois auparavant, M. B.....
m'avait consulté pour deux furoncles siégeant l'un à la
cuisse, l'autre à la fesse, du côté droit. Ne supposant pas
qu'un troisième pût me rendre compte de tous les phénomènes que je constatais, je pratiquai le toucher rectal.)

L'introduction de mon index droit, très-pénible pour le
malade, ne fut empêchée par aucun obstacle. J'arrivai sans
peine au-dessus de l'articulation sacro-coccygienne, et je
parcourus toute sa face antérieure et celle du coccyx, en
exerçant une forte pression d'avant en arrière, sans rencontrer la moindre inégalité par enfoncement ou saillie, sans
percevoir la moindre sensation spéciale. Aussi, ma surprise
fut extrême lorsque j'entendis M. B..... me dire que sa
douleur venait de cesser instantanément, et que je le vis

aussitôt exécuter librement divers changements de position. Après une attente d'un quart d'heure sans récidive, je le quittai, lui recommandant toutefois la plus grande immobilité possible, et surtout d'éviter les efforts de toux, etc.

Une demi-heure plus tard, je fus rappelé en toute hâte. M. B..... avait le même décubitus que précédemment, mais sa figure était plus pâle. J'appris que, peu après mon départ, sans cause déterminée, la douleur s'était réveillée subitement et avec une acuité telle que M. B..... s'était évanoui. Comme la première fois, elle avait suivi immédiatement la sensation très-nette d'un déplacement au fondement. Cette fois, je laissai à mon malade la position dans laquelle je le trouvai, et ramenant le lit , je me hâtai d'introduire mon index gauche dans le rectum. (Mon empressement me fit même oublier de m'assurer si la saillie obscure que j'avais primitivement cru remarquer s'était reproduite.) J'obtins des résultats absolument identiques, instantanés pour le malade, dont la douleur cessa encore comme par enchantement, négatifs pour moi, qui ne perçus aucune sensation de crépitation ou d'inégalité de niveau anormale pouvant bien m'éclairer sur la nature de la lésion.

Je continuai plus longtemps que la première fois mes pressions d'avant en arrière et de haut en bas, de façon à empêcher une nouvelle rechute le plus possible. Je persistai dans mes recommandations d'immobilité.

Je ne fus pas appelé la nuit.

Le lendemain, il ne restait au fondement qu'une pesanteur sensible. Ce phénomène s'est maintenu pendant plus de deux mois. Mais le surlendemain, M. B..... pouvait se lever, marcher et reprendre un service facile. Le toucher ne peut aujourd'hui révéler aucun changement dans le rapport des surfaces. Cet officier a renoncé depuis à prendre des leçons d'équitation.

DU DIAGNOSTIC.

A quelle affection ai-je eu réellement affaire ?

En me faisant le récit de son accident, le malade me donna lui-même l'idée première d'un déplacement de surfaces; mais avec lui je devais me demander pourquoi ce déplacement ne s'était pas instantanément produit sous l'action de la violence qui l'avait fait naître, tandis que la douleur sourde qui en avait été la première manifestation ne s'était fait sentir que bien tardivement, dix heures après sa promenade à cheval. Néanmoins, ainsi que je l'ai dit plus haut, une affection phlegmoneuse, quelle qu'en fût la nature, ne pouvait pas me rendre compte de ce que j'observais. Je n'étais en outre autorisé ni par les souvenirs du malade, ni par mes recherches, à soupçonner la présence d'un corps étranger dans le rectum ou dans les parties molles. Et enfin, en considérant, d'une part, la position superficielle de l'articulation sacro-coccygienne et des os qui la forment, d'autre part la sensation bien distincte et répétée perçue par le malade, et à laquelle chaque fois avait brusquement fait suite une douleur excessivement vive, je ne pouvais conserver de doute sur l'existence d'un changement de rapports dans les parties constituantes de cette articulation. Ainsi simplifié, le problème ne consistait plus dès lors qu'à apprécier si le déplacement dépendait d'une *fracture* ou d'une *luxation*.

I. *Fracture*. — Je pourrais, me couvrant de l'autorité de M. Malgaigne, admettre que la distinction n'est pas absolument nécessaire, les indications étant les mêmes et la confusion, si on ne pouvait pas la dissiper, devant être sans inconvénients (*Traité des luxations et fractures*, 1851, t. 1ᵉʳ, pages 636 et suiv.) Mais diverses remarques me semblent de nature à établir que je n'étais pas dans ce cas en présence *d'une fracture du sacrum ni du coccyx*.

1° Le *sacrum* n'aurait guère pu être intéressé que dans son extrémité inférieure : or, seule une action directe et suffisamment violente, qui manquait totalement ici, aurait pu produire une telle lésion. Le doigt aurait nécessairement perçu une crépitation par le fait du frottement de deux surfaces rugueuses, crépitation dont je n'ai pas eu la plus vague sensation, même lorsque, procédant au toucher rectal pour la seconde fois, mon attention était éveillée sur ce point. De plus, le déplacement ne se serait-il pas reproduit dès que le doigt aurait été retiré? et par le fait de cette mo--

bilité, après la consolidation que sans doute le temps aurait
opérée, n'aurais-je pas eu une sensation de crête ou saillie
formée soit par le fragment déplacé, soit par le cal d'ossification? C'est ce qui eut lieu chez la malade de M. Jules
Cloquet et chez celle de M. Bermond : la première, celle
de M. Jules Cloquet, se fractura le sacrum vers l'union de
son tiers inférieur avec les deux supérieurs en faisant une
chute dans laquelle le siége porta sur l'angle d'une marche.
Le doigt introduit dans le rectum constatait qu'un fragment
inférieur, porté en avant, pouvait être repoussé en arrière
en produisant une crépitation légère : mais dès qu'on re-
tirait le doigt, le fragment reprenait sa position vicieuse.
La guérison s'opéra en un mois, mais les fragments se
consolidèrent dans une direction légèrement anguleuse due
au déplacement de l'inférieur (*Dictionnaire* en 30 volumes,
art. *Bassin*, t. 5, p. 79). La seconde malade, celle de
M. Bermond, était atteinte également d'une fracture du
sacrum, tout à fait en bas, près de l'articulatiou sacro-co-
cygienne ; le fragment inférieur mobile se portait en avant
et occasionnait ainsi des douleurs excessives qui cessaient
lorsque, le doigt introduit dans le rectum, on rapprochait
les fragments, mais qui se reproduisaient de façon à arracher des cris à la malade aussitôt que, le doigt étant retiré,
le fragment inférieur reprenait sa position anormale. (Malgaigne, *loc. cit.*, t. 1er, p. 638.)

2° Les mêmes considérations s'appliquent contre l'hypo-
thèse de la fracture du *coccyx* dans sa continuité, l'âge du
malade ne permettant pas d'admettre que chez lui le coccyx
était soudé au sacrum, et que la lésion pouvait intéresser
cette soudure. Mais, de plus, je ferai remarquer que, l'os
caudal donnant insertion à diverses fibres musculaires, le
fragment libre ou inférieur, assujetti peut-être par la trac-
tion directe du sphincter anal, aurait été infailliblement
déplacé par l'action bien autrement puissante des muscles
releveur de l'anus et ischio-coccygien, qui s'implantent
obliquement sur sa face antérieure ou concave, et des
grands fessiers, dont les insertions sur sa face convexe ou
postérieure tapissent ses bords et l'échancrure qui termine
en bas la crête sacrée.

De même aussi la récidive, qui s'est présentée, il est vrai, dans le fait qui m'occupe, aurait été bien autrement fréquente, et ses suites bien autrement longues et, sans doute, inquiétantes, sous le rapport des fonctions du rectum.

Du reste, pour les auteurs modernes l'existence de ces fractures est douteuse, et on pourrait dire qu'elles ne conservent l'honneur d'une mention que par un reste d'habitude ; chacun les admettant sur la foi de ses prédécesseurs et n'en invoquant aucune observation irrécusable, chez l'adulte du moins. « Cette fracture n'a pas été indiquée sur le « vivant ; on a vu le coccyx se carier et sortir par fragments, « et, sans doute, c'est à cette terminaison que l'on a jugé de « la fracture de l'os. Mais elle n'est pas plus la conséquence « forcée de la carie dans ce cas que dans ceux de J.-L. Petit, « qui, lui aussi, a vu deux fois cet os se carier et sortir en « fragments. » (Malgaigne, *loc. cit.*)

II. *Luxation.* — La lésion à laquelle j'ai eu affaire ne pouvait donc consister que dans un *déplacement des surfaces formant l'articulation sacro-coccygienne.*

Il m'importait toutefois de ne pas m'en référer absolument à mon raisonnement, et je désirai pour mon diagnostic la consécration que j'espérais trouver dans les auteurs classiques. Tout d'abord, malheureusement, mes recherches n'aboutirent qu'à ébranler ma confiance par les données contradictoires qu'elles me fournirent. Pour justifier l'incertitude qu'elles firent naître en moi, je ne saurais mieux faire, je crois, que de résumer les opinions à cet égard des divers auteurs que j'ai pu consulter.

Dans le traité de Boyer, œuvre chirurgicale si complète, si féconde en enseignements pratiques, plusieurs pages sont consacrées, non pas à l'histoire de la luxation du coccyx, mais à sa négation. Sous l'influence d'impulsions extérieures, le coccyx peut bien, d'après Boyer, éprouver un déplacement momentané ; mais il est hors de doute, pour lui, que ce déplacement ne peut être appelé une luxation, puisque cet os se rétablit dans sa situation naturelle aussitôt que la cause qui l'en a fait sortir cesse d'agir. « Si ces « mouvements pouvaient être portés assez loin pour qu

« les ligaments fussent rompus, et pour qu'il survînt un
« changement de rapports dans les surfaces articulaires, les
« noms de renversement et d'enfoncement conviendraient
« mieux à ces dérangements du coccyx que ceux de luxa-
« tions en dehors ou en dedans qu'on leur a donnés. »
(*Traité des maladies chirurgicales,* par Boyer, t. 11, p. 148
et suiv.)

Bien avant Boyer, J.-L. Petit avait écrit :

« Le dérangement du coccyx n'est point à proprement
« parler une luxation, parce que la jonction de cet os n'est
« pas une articulation par tête et cavités, mais une union
« par cartilages : ce qui semblerait devoir faire appeler sa
« luxation en dehors renversement, et sa luxation en de-
« dans enfoncement. » (*OEuvres complètes de J.-L. Petit,*
édition de 1837.)

Mais J.-L. Petit était loin de méconnaître la possibilité
de ces déplacements, et les préceptes qu'il pose pour remettre le coccyx en place indiquent qu'à son avis il ne suffit pas pour cela de l'élasticité de ses moyens d'union au
sacrum ou de la suppression de la cause qui l'en avait fait
sortir.

« Pour réduire le coccyx luxé en dehors, il ne faut que le
« pousser en dedans, ajoute J.-L. Petit ; pour réduire le
« coccyx luxé en dedans, on trempe le doigt dans l'huile,
« et on l'introduit dans l'anus aussi avant qu'il est néces-
« saire pour passer au delà du bout du coccyx et le rele-
« ver. »

« Les phénomènes auxquels cet état donne lieu, continue
« Boyer, se dissipent promptement sans autre secours que le
« repos. Les topiques seraient inutiles et incommodes, et
« les manœuvres que les auteurs ont conseillées pour ré-
« duire cette prétendue luxation seraient plus propres à
« déterminer une inflammation qu'à faire cesser de légers
« accidents. »

On peut admettre, il est vrai, que ce passage de Boyer
concerne plus spécialement les manœuvres recommandées
pour aider l'accouchement, et qui consistent, au moyen
d'un doigt introduit dans le rectum, à pousser fortement
le coccyx en arrière dans le but d'agrandir le diamètre an-

téro-postérieur du petit bassin, mais un peu plus bas. Boyer est explicite à ne plus permettre le moindre doute.

« Les coups, les chutes sur le coccyx peuvent l'enfon-
« cer ; mais cet enfoncement n'est jamais porté au point
« de changer les rapports naturels de ces os, et aussitôt
« que la cause qui le produit cesse d'agir, l'élasticité des
« parties rétablit le coccyx dans sa situation naturelle... On
« sent combien les manœuvres que la plupart des auteurs
« décrivent comme propres à réduire la prétendue luxation
« en devant du coccyx, seraient nuisibles... Toutes les in-
« dications se réduisent à combattre l'irritation et à pré-
« venir l'inflammation. »

Or, non-seulement Boyer nie absolument la possibilité de la luxation sacro-coccygienne, mais il dédaigne de justifier son appréciation par d'autres considérations que celles de la mobilité des surfaces articulaires l'une sur l'autre, due à l'élasticité des ligaments, considérations toutes théoriques. Ainsi, il tient pour non avenus et sans examen, tout à la fois les assertions de ses devanciers et les faits, peu contestables en réalité, sur lesquels elles reposent; faits qu'il ne cite même pas. Or, avant lui, comme je le dirai plus loin, Job à Meck'ren, Cummène, dans le XVe siècle, D. Turner et Ravaton dans le XVIIIe, avaient publié des observations qui paraissent de nature à ne pas justifier le démenti tacite qu'il leur donne tout au début du XIXe.

Cette appréciation est regrettable, surtout parce que les auteurs élèves de Boyer sont devenus à ce sujet ses dociles échos, et que par eux elle s'est fidèlement, et sans examen aussi, reproduite jusqu'à nos jours. Quoique moins formellement exprimée, cette négation n'existe pas moins, en effet, dans le passage qui suit : « Assez fréquemment, dans une chute
« sur les fesses, le coccyx porte sur un corps solide. On
« ressent à l'instant même une douleur fort vive qui dimi-
« nue bientôt d'intensité, mais persévère néanmoins à un
« degré assez prononcé... Elle doit être attribuée non-seu-
« lement à la contusion des parties molles, mais encore à
« la distension forcée des ligaments et à une sorte d'en-
« torse du coccyx. » (*Dictionnaire* en 30 volumes: Désormeaux, art. *Bassin,* tome 10, p. 87.)

M. Vidal de Cassis n'accorde à la lésion qui m'occupe que ces simples mots : « Les articulations du coccyx su- « bissent des tiraillements qui constituent plutôt des espèces « d'entorses que de vraies luxations. » (Vidal de Cassis, *Pathol. ext.*, tome 2, p. 497.)

M. Nélaton n'est pas précisément aussi concis; mais son opinion, pour être exprimée d'une manière un peu moins nette et plus détaillée, n'en est pas moins aussi peu favorable à l'existence des déplacements du coccyx en général, de la luxation en avant plus particulièrement. « Il admet « encore (J.-L. Petit) des luxations en avant suivies d'acci- « dents très-graves à la suite de chutes sur le siége. Dans « ce dernier cas on ne peut admettre de luxation. En effet, « l'extrémité du coccyx se trouve portée en avant, mais « n'est pas luxée, et les accidents que J.-L. Petit a vus sur- « venir doivent être attribués plutôt à la contusion elle- « même qu'au déplacement du coccyx. » (Nélaton, *Pathol. chirurg.*, 1847, tome 2, p. 234.)

On le voit par ces citations, les auteurs modernes, en s'inspirant à coup sûr de Boyer, ont reproduit jusqu'à nos jours, à l'endroit du déplacement du coccyx, une erreur que tout récemment M. Malgaigne a mise en évidence (Malgaigne, *Fractures et luxations*, t. 2, p. 786 et suiv.). On trouve, en effet, dans l'œuvre monumentale que l'éminent professeur vient de publier sur la matière, à côté d'un avis tout à fait contraire à celui de ses prédécesseurs, l'indication précise des sources auxquelles il a puisé les faits qu'il commente pour bien établir leur authenticité. Ces faits sont rares, sans doute, puisqu'il n'a pu en recueillir que six ; mais ils ne paraissent pas récusables, et j'ai pu vérifier le texte du plus grand nombre.

OBSERVATIONS.

Des six observations citées par M. Malgaigne, deux n'ont pu m'être communiquées : ce sont celles de Cummène, dans le XVII\ siècle, et de Turner, dans le XVIII\. Je me bornerai donc à emprunter à M. Malgaigne les diverses allusions qui les concernent pour en constituer le résumé que voici :

I. *Observation de Cummène.* — Elle concerne un malade qui, à la suite d'une chute, avait éprouvé une vive douleur à la région sacro-coccygienne. Cummène, appelé 24 heures après, lui trouva une fièvre et une agitation telles que les convulsions lui parurent imminentes. Le malade ne pouvait ni tousser, ni respirer librement, ni expulser les selles ni les urines, tant le moindre effort musculaire exaspérait ses douleurs continues. Introduisant son doigt dans le rectum, Cummène le sentit arrêté par la pointe du coccyx projeté en avant. Pensant qu'il avait affaire à un déplacement de cet os, il le saisit entre le pouce porté en dehors et l'index porté en dedans, et l'attira en bas jusqu'à ce qu'un bruit non douteux et dû à la crépitation lui indiqua qu'il était remis en place. Tous les accidents cessèrent instantanément d'une manière remarquable, et le déplacement ne se reproduisit plus.

II. *Observation de D. Turner.* — Une jeune femme, éprouvant de la douleur à la région sacro-coccygienne, ne voulut pendant longtemps, par pudeur, consulter qu'une sage-femme ; à ses souffrances se joignait un besoin perpétuel d'aller à la selle sans pouvoir le satisfaire, malgré des lavements qui ne passaient pas ou bien qui étaient sans effet. Ses angoisses devinrent telles au 8e jour, qu'elle se résigna à faire appeler un médecin. A l'examen extérieur, Turner reconnut un déplacement du coccyx enfoncé du côté du rectum. Voulant introduire son doigt dans l'intestin, il en fut empêché par cet os, qui faisait obstacle ; mais en insistant et en le repoussant fortement d'avant en arrière, il en opéra instantanément la réduction. La malade en fut aussitôt soulagée, et rendit une selle copieuse dès que le doigt eut été retiré ; mais le lendemain, les mêmes accidents s'étaient reproduits ; le coccyx s'était reporté en avant, et pour le maintenir il fallut introduire dans le rectum un morceau de liége convenablement taillé. Cette sorte de pessaire ne put être supporté, de telle façon que, pour aller à la selle, la femme était obligée de faciliter avec son propre doigt le passage des matières fécales, et plusieurs années après le coccyx conservait encore la même mobilité.

Les autres observations, au nombre de quatre, dont j'ai pris une connaissance attentive, appartiennent, par ordre de date :

L'un à Job à Meck'ren, dans le XVIIe siècle ;

L'autre à Ravaton, vers le milieu du XVIIIe.

Des deux autres recueillies dans le XIXe siècle, la première appartient à M. Judes de Mont-Ségur, publiée dans le *Journal médical de la Gironde*, septembre 1826, reproduite dans le *Bulletin des sciences médicales;* la seconde, publiée par M. Léon Boyer, dans la *Revue médico-chirurgicale de Paris en* 1852, t. 11, p. 246, a été reproduite par diverses autres feuilles médicales, notamment par la *Gazette des hôpitaux*, du 27 avril 1852.

III. *Observation de Job à Meck'ren.* — Cet auteur rapporte qu'une femme de la secte des anabaptistes, pendant les efforts de la défécation, heurta sa région coccygienne contre le couvercle des latrines et éprouva aussitôt une douleur telle qu'elle ne put ni s'asseoir, ni rester debout, et qu'elle dut être portée sur son lit. Le jour suivant, la douleur devint plus forte, et en même temps une fièvre grave et des convulsions se déclarèrent. On vint alors l'appeler, conjointement avec le médecin de la famille. En raison des symptômes réunis, tous deux jugèrent qu'ils avaient affaire à une luxation accidentelle du coccyx, et annoncèrent qu'on ne pouvait espérer ni guérison ni soulagement s'ils n'introduisaient pas le doigt dans l'anus pour remettre l'os en place ; mais la pudeur empêcha la malade d'y consentir.

La nuit fut plus mauvaise que la précédente ; la fièvre et les convulsions redoublèrent. Les médecins persistèrent dans leur avis primitif, qui fut enfin accepté. Alors (conformément au précepte d'Amb. Paré, liv. 16, chap. 14, précepte recommandé par d'autres praticiens), Job introduisit l'index de la main gauche, oint d'huile, dans l'intestin rectum. En même temps, avec sa main droite il exerça des tractions en divers sens sur la partie malade, jusqu'à ce qu'une crépitation indiqua que les os étaient rentrés à leur place ; ce qui s'opéra rapidement et fut suivi de la cessation immédiate de tous les symptômes. On se contenta par la suite d'oindre la face cutanée correspondante avec un peu de cérat, jusqu'à la guérison complète. (Jobi à Meck'ren, *Chirurgi Amstelodamensis observationes medico chirurgicæ*, Amsterdam, 1682.)

Or le précepte d'Amb. Paré s'appliquait à une lésion qu'il décrit en ces termes : « L'os caudæ se luxe en dedans « pour tomber violemment sur le croupion ou quelque « coup orbe. Le signe qu'il est luxé, est quand le malade « ne peut mettre le talon vers la fesse, ni mesmes ployer « le genouïl qu'à grand peine et difficulté, et va à ses af- « faires avec douleur et ne peut se tenir assis, si ce n'est « sur une chaise percée. » (*OEuvres complètes*, 12ᵉ édit., 1664.) Sans doute, les caractères invoqués en confirmation de l'existence d'une luxation ne sont pas absolument concluants dans le passage d'Amb. Paré, et l'absence de tout autre développement aurait pu autoriser Boyer, et par lui nos auteurs modernes, à la récuser, pour croire qu'il n'avait pu avoir affaire qu'à une contusion violente de la région sacro-coccygienne. Mais l'observation de Job à Meck'ren ne mérite certainement pas un jugement analogue; et s'il eût été à désirer qu'il y fût fait mention de l'aspect extérieur de la région, de la sensation que le doigt introduit avait perçue, pour rendre irrécusables les preuves du déplacement, il me semble que celui-ci ne peut être mis en doute par le seul fait du retour de l'os à sa position normale, clairement indiqué par la crépitation ; la cessation immédiate des symptômes alarmants, la facilité de la guérison définitive que suffirent à compléter les onctions externes, l'absence de reproduction, l'attestent aussi.

IV. *Observation de Ravaton.* — Voici le fait :

Un cavalier, qui fuyait devant l'ennemi, voulut faire franchir un fossé à son cheval et éprouva instantanément, du côté du coccyx, une douleur si violente, qu'il se coucha par terre jetant les hauts cris.

Reporté dans sa tente, la fièvre s'alluma, la tête s'embarrassa, le ventre se serra et se gonfla. Il en découlait de loin en loin un peu de matière fécale liquéfiée, de la plus grande fétidité. On prit cette maladie pour une inflammation du bas-ventre, et en conséquence on employa sans succès tous les remèdes appropriés. Lorsque le malade arriva à Landau, dix-sept jours après l'accident, il avait les parties supérieures amaigries, les inférieures gonflées, le ventre fort tendu et une fièvre lente qui redoublait le soir. On l'engagea à consulter Ravaton.

Ce chirurgien, d'après le récit qui lui fut fait de la maladie, soupçonna que le coccyx était luxé en dedans et que son bout, resserrant les parois de l'intestin rectum, s'opposait à la sortie des matières fécales d'où provenaient tous les accidents que le malade avait éprouvés. Il le fit mettre sur ses pieds, les jambes écartées et le ventre appuyé sur le bord de son lit. Il introduisit le doigt indicateur de la main gauche bien avant dans l'anus. Il rencontra effectivement l'os luxé, qu'il réduisit avec la plus grande facilité. Il s'écoula sur-le-champ un torrent de matières fécales liquéfiées qui exhalaient une odeur insoutenable. Le malade s'écria aussitôt : *Je suis guéri;* et comme il n'avait pas dormi depuis dix-sept jours, il passa 24 heures dans un profond sommeil.

Huit jours après il fut sur pied, et retourna à l'armée remplir les fonctions de sa charge, maréchal général des logis. (Ravaton, *Pratique moderne de la chirurgie,* 1776, t. 4, p. 127 et suiv.)

Dans le long article qu'il consacre à l'histoire de la luxation du coccyx, Ravaton annonce en avoir vu et réduit un certain nombre produits en dedans, mais il ne cite que le fait qui précède ; cette assertion est de nature à surprendre quand on considère que les auteurs qui lui sont postérieurs ont pu néanmoins en nier l'existence et la possibilité, et que de 1776, époque à laquelle Ravaton publiait son traité de chirurgie, jusqu'à nos jours, il n'est fait mention que des deux faits analogues dont il me reste à faire la relation.

Mais, auparavant, j'ai besoin de faire remarquer que cette observation se rapproche, par des points nombreux, du fait dont j'ai été témoin ; je citerai, entre autres, l'identité de la cause et du développement de l'accident caractérisé si bien dans les deux cas, surtout par le signe douleur; l'identité du témoignage de guérison acclamé par les deux malades ;

la rapidité commune de cette guérison et enfin, dans les deux cas, l'absence de signes sensibles extérieurs. Ces derniers sont généralement pathognomoniques des luxations, et dans le cas de Ravaton, comme dans le mien, ils auraient donné au diagnostic une irrécusable confirmation.

V. *Observation de M. Judes.*— Une dame âgée de 38 ans, d'une constitution sèche, tomba d'un grenier à foin, à cheval sur le dernier échellon d'une échelle. Tout le coup porta ainsi sur le sacrum et le coccyx. M. Judes arriva trois heures après l'accident auprès de la malade, et la trouva couchée dans son lit en supination ne pouvant se remuer qu'avec la plus grande difficulté, et se plaignant d'une vive douleur au-dessus de l'anus et dans le fondement. Il n'y avait pas de fièvre. Les parties molles qui recouvrent le sacrum étaient gonflées, douloureuses, et offraient une couleur noirâtre. M. Judes introduisit le doigt dans le rectum, pour s'assurer, dit-il, si l'intestin n'avait pas souffert. Quelle ne fut pas sa surprise lorsqu'il trouva le coccyx beaucoup plus mobile qu'à l'état normal, et séparé par un intervalle d'une à deux lignes du sommet du sacrum ! Ce dernier os lui-même était fracturé vers son extrémité supérieure. M. Judes sentit avec son doigt la saillie que faisait le fragment inférieur, et lorsqu'il le remettait en place il entendait la crépitation qui résultait de son frottement avec le fragment supérieur.

Pour réduire cette luxation et cette fracture M. Judes n'eut besoin que d'introduire l'indicateur de la main droite dans le rectum et de soulever le coccyx et le sommet du sacrum. Appliquant ensuite la main gauche sur la région sacro-coccygienne, face cutanée, il procéda à la coaptation.

Pour maintenir la réduction il introduisit dans le rectum un cylindre de bois de cinq pouces de long et de trois pouces de circonférence. Il mit en même temps quelques compresses graduées sur l'endroit correspondant, et soutint le tout par le bandage suspensoir de l'anus. Tous les trois jours l'appareil était enlevé et on administrait un lavement. Ce traitement réussit à merveille ; au bout de 45 jours, la malade quitta le lit, commença à se promener, et bientôt revint à ses affaires, ne conservant pas la moindre douleur. (*Fracture du sacrum et luxation du coccyx.* loc. cit.)

Il existe dans cette relation une obscurité regrettable en ce qu'elle prête à l'équivoque au sujet des lésions réelles. Outre, en effet, que la fracture du haut du sacrum est d'une extrême rareté, et qu'elle ne peut que difficilement être constatée à cause de sa hauteur que le doigt ne peut atteindre, il est difficile, si cependant tel en était le siége dans ce cas, de distinguer ce qui lui revient de ce qui appartient à la luxation sacro-coccygienne, soit dans la manœuvre de réduction, soit dans la crépitation qu'elle a toujours occasionnée, soit enfin dans la reproduction du déplacement aussitôt que la manœuvre était interrompue. Il me semble que la raison chirurgicale trouverait une bien plus grande satisfaction à admettre que la fracture, au lieu de siéger à l'extrémité supérieure du sacrum, intéressait cet os tout à fait au voisinage du coccyx. Dès lors on comprendrait que celui-ci, fixé au fragment inférieur par ses liens naturels, mais non luxé, l'eût suivi dans ses déplacements, et eût été confondu avec lui dans la sensation du toucher comme dans la perception du bruit crépitant produit aussitôt que les deux fragments étaient rapprochés l'un de l'autre. Il serait évident dès lors que la dilatation permanente ne s'adressait qu'à une lésion osseuse, tandis que, d'après le texte, on peut croire que la luxation elle-même se reproduisait, ce que l'anatomie de la région ne peut justifier d'une manière absolue, et ce qui eût été un phénomène exceptionel qu'aucun des autres faits de luxation sacro-coccygienne n'a présenté, à ce degré du moins. Je ferai remarquer à ce propos que seul, le fait rapporté par D. Turner offrait cette particularité de la reproduction du déplacement aussitôt que la pression venait à cesser, si bien que, pour rendre cette pression permanente, il fallut maintenir un corps étranger à demeure dans le rectum. M. Bermond, dans le fait dont j'ai parlé, fut dans la même nécessité, et il substitua une canule creuse au cylindre de liége employé par Turner. Mais M. Bermond n'avait affaire qu'à une fracture du sacrum, et avec M. Malgaigne, on peut se demander si ce n'était pas une lésion semblable, plutôt qu'une luxation, que Turner eut à traiter. Par extension, et d'après les considérations qui précèdent, je croirais volontiers que M. Judes a eu éga-

lement à traiter une simple solution dans la continuité du
sacrum à son sommet, attribuant ainsi à une erreur d'im-
pression les mots de : extrémité supérieure substitués à ceux
de : extrémité inférieure.

VI. *Observation de M. Léon Boyer*. — Il s'agit encore ici
d'une dame, âgée de 40 ans, assez maigre, qui dans une
chute sur les fesses, faite en descendant les escaliers, heurta
violemment le bas du sacrum contre le bord de l'une des
marches. Relevée peu d'instants après sans avoir perdu connaissance, elle fut portée dans son lit et visitée par M. Boyer
cinq ou six heures après l'accident. Elle était couchée sur le
côté gauche, les jambes fléchies sur les cuisses et les cuisses
sur le bassin. C'était la position dans laquelle elle souffrait
le moins ; il lui avait été impossible de se coucher d'un côté
ou de l'autre. Si elle restait immobile, elle accusait seulement la douleur d'une contusion simple, mais le moindre
mouvement lui occasionnait de très-vives douleurs, et elle
disait sentir alors dans le fondement un corps étranger qui
tendait à sortir.

Afin de procéder à un examen local, M. Boyer fit mettre
la malade sur le ventre, les cuisses et les jambes étendues
avec précaution. La pression sur la région sacrée était très-
douloureuse ; toutefois il était facile de constater que le sacrum n'avait pas subi de déplacement, non plus que les autres os du bassin, qui, pendant les mouvements qui furent
imprimés aux membres inférieurs, conservaient leur fixité.
— Soupçonnant une lésion de l'extrémité du sacrum et du
coccyx, M. Boyer introduisit l'index dans le rectum et
chercha à atteindre ce dernier os ; il n'y parvint pas d'abord ;
cependant, en poussant un peu plus fort, il s'assura qu'il
avait exécuté un mouvement de bascule d'arrière en avant,
et qu'il était en même temps dévié de gauche à droite. En
faisant alors pousser fortement son coude, il parvint à le rac-
crocher avec le doigt et à le ramener en place. Quelques mi-
nutes après, la malade déclara qu'elle souffrait moins et
qu'elle ne sentait plus son corps étranger. Elle fut couchée
sur le dos ; ce mouvement causa encore de vives douleurs,
plus supportables cependant, et il devint alors possible

d'étendre les cuisses et les jambes par la volonté seule de la malade.

Le mieux était prononcé le lendemain, bien qu'il n'y eût pas beaucoup de sommeil la nuit. La malade avait uriné et rendu sans douleur deux garde-robes liquides. Tout était en place dans le rectum et nul mouvement fébrile ne s'était manifesté.

Le cinquième jour après l'accident, la malade, se trouvant seule, quitta son lit pour venir elle-même ouvrir à M. Boyer. Elle assura que ses souffrances avaient cessé et que déjà elle avait pu se lever pour se mettre sur son vase de nuit. La peau du sacrum ne portait pas la moindre trace d'ecchymose. La guérison se confirmait si bien qu'au 10ᵉ jour, la malade sortit sans que le bien-être fût compromis.

Le 12ᵉ jour, M. Boyer s'assura définitivement que le coccyx avait conservé sa position naturelle, dans laquelle il l'avait ramené.

M. Jarjavay, en invoquant ce fait en témoignage de la possibilité d'un déplacement du coccyx, M. Malgaigne, en le comprenant dans les six observations d'après lesquelles il a fait l'histoire concise de la luxation sacro-coccygienne, consacrent évidemment le diagnostic posé par M. Léon Boyer. (*Luxation du coccyx par suite de chute. Réduction. Guérison prompte.*)

Je n'ai donc rien à ajouter pour en établir autrement l'exactitude; mais, à ce titre, ce fait acquiert une grande importance pour moi, parce que, comme celui de Ravaton, et mieux que tous les autres, il se rapproche de celui qui m'est propre. Il s'en rapproche, en effet, par sa cause, par la position du malade, par la douleur, par l'absence de signes extérieurs, par la nature du déplacement, comme aussi par sa variété, consistant dans la déviation du coccyx à droite, et que je serais presque autorisé à admettre chez mon malade. Il s'en rapproche encore par le soulagement rapide qui résulta de la réduction, par la facilité avec laquelle celle-ci fut opérée, et par sa stabilité.

Là se termine la série de faits à la source desquels il m'a

été possible de remonter, grâce aux indications de M. Malgaigne.

Dans l'espoir de l'enrichir de quelque nouvel exemple passé inaperçu, j'ai consulté vainement divers recueils de médecine et de chirurgie généralement riches en faits pratiques. Le souvenir de la cause qui avait blessé le cavalier de Ravaton, et à laquelle se rattache l'observation du fait dont j'ai été témoin, m'avait fait penser que le service médical de la cavalerie aurait pu en enregistrer quelques exemples analogues; mes recherches dans les mémoires de médecine et de chirurgie militaires n'ont pas répondu à mon attente. J'ai dû, par conséquent, me renfermer dans le cercle étroit que me traçait la bibliographie du *Traité des fractures et des luxations ;* et encore le nombre de ces faits, déjà bien minime, se trouve-t-il réduit par les considérations auxquelles les observations dues à Turner et à M. Judes m'ont amené, et qui, ainsi que je l'ai suffisamment énoncé, me paraissent concerner des fractures simples du sommet du sacrum plutôt que des déplacements coccygiens dont les quatre autres offrent des exemples irrécusables.

J'ai lieu d'espérer cependant que, même restreint de la sorte, ce nombre sera suffisant encore pour établir l'authenticité de la lésion à laquelle ils se rattachent. Ce sont donc les traits particuliers à ces derniers plus spécialement que j'aurai à réunir et à coordonner pour établir la description qui terminera l'exposé de ces recherches.

Mais, pour cela, pourrai-je aussi invoquer les caractères du fait qui m'est personnel ? et dans ce fait, ainsi que je me le demandais en débutant, *à quelle lésion ai-je eu réellement affaire ?*

Il est vrai que les signes sensibles qui n'auraient pas permis de mettre en doute un déplacement des surfaces articulaires faisaient absolument défaut. Je n'ai constaté ni saillie ni enfoncement extérieurs ou intérieurs, ni mobilité anormale, ni obstacle dans le rectum, ni sensation de crépitation indiquant un déplacement.

Je crois néanmoins avoir eu affaire *à une luxation en avant :*

Parce que la cause de l'accident était de nature violente:

Parce que cette cause a agi de dehors en dedans et d'arrière en avant ;

Parce que la douleur excessive, poussée jusqu'à la syncope, n'a pu être due qu'aux tiraillements subis par un ou plusieurs filets nerveux, lesquels tiraillements impliquent nécessairement un changement de rapports dans les surfaces qu'ils recouvrent ;

Parce que la manifestation suraiguë de cette douleur, d'abord sourde, a été instantanée à deux reprises, et que, chaque fois, elle a suivi immédiatement une sensation de déplacement très-nettement perçue par le malade ;

Parce que cette douleur a disparu comme par enchantement, et à deux reprises aussi, par l'effet de sa réduction, opérée d'une façon imperceptible pour le malade et pour moi ;

Parce que cette reproduction n'a plus eu lieu après que je me suis attaché à compléter la réduction ;

Parce que l'accident a été d'une prompte guérison ;

Parce que, enfin, il n'a laissé à sa suite aucune altération matérielle sensible des parties intéressées, pas plus qu'il n'en reste dans les surfaces articulaires du même genre à la suite d'un déplacement réduit dans les mêmes conditions.

La luxation était incomplète :

Parce que la cause qui l'a produite n'était pas d'une nature suffisamment violente ;

Parce qu'il n'existait aucun des signes sensibles inséparables d'un déplacement radical de deux surfaces articulaires, celles-ci fussent-elles planes ou à peu près ;

Parce que, enfin, la réduction en a été opérée, à deux reprises, sans produire de bruit ou sensation de crépitation, les surfaces articulaires, pour revenir à leurs rapports naturels, n'ayant pas nécessité le frottement des bords, plus rugueux que ces surfaces.

DE LA LUXATION SACRO-COCCYGIENNE.

I. Contrairement à l'opinion émise depuis Avicenne sur la luxation sacro-coccygienne, Boyer, par des raisons toutes théoriques, du reste, en a nié l'existence et contesté même la possibilité ; ce que, après lui, les auteurs ont admis, jusqu'à ce que M. Malgaigne, dans son *Traité des luxations et fractures*, en 1845, en ait démontré l'évidence en indiquant les faits susrelatés qui l'établissent.

II. Une luxation d'avant en arrière est considérée *comme possible* sous l'action de la pression de la tête de l'enfant dans l'acte de l'accouchement.

La luxation en avant, dont l'histoire rapporte des faits irrécusables (les lésions pathologiques étant mises hors de cause), *résulte exclusivement* d'une action violente extérieure, telle qu'une chute directe faite sur la région sacrococcygienne, un choc de cette région sur un corps anguleux, principalement l'angle d'une marche d'escalier, ou bien encore le pommeau postérieur (troussequin) de la selle chez les cavaliers. Elle pourrait sans doute résulter au même titre d'un coup de pied reçu au fondement, ainsi qu'on l'admet généralement sans en citer un fait qui l'atteste.

III. *Les manifestations* qui caractérisent cette lésion sont les suivantes :

1° Il n'est parlé nulle part *du bruit ou sensation de craquement* perçu par le malade au moment de l'accident, ainsi qu'il arrive généralement dans les déplacements osseux et articulaires ; mais ce silence ne doit être attribué qu'à une négligence de renseignements à demander aux malades, et ce phénomène doit se produire dans cette luxation comme il paraît l'être à peu près constamment dans les lésions de ce genre des autres régions. J'ai fortement insisté auprès de M. B...., pour m'assurer qu'il n'avait pas été trompé à cet égard, et je ne puis pas douter qu'il n'ait réellement senti, non pas un brisement, ni même un claquement indiquant que deux surfaces cessent leur contact, mais une sorte de glissement avec déplacement fibreux.

2° *La douleur locale* est constante. Elle est essentiellement instantanée, ainsi que la cause le fait prévoir ; elle ne serait progressive que dans le cas où le déplacement lui-même ne s'opérerait que graduellement et d'une façon incomplète. Elle atteint par conséquent, de suite, un haut degré d'acuité, au point d'arracher des cris au malade, de déterminer même une syncope et des convulsions.

3° Il peut se faire que le blessé accuse, du moment où l'accident a eu lieu, et dans le fondement, *une sensation de corps étranger* qui ajoute une pesanteur, une incommodité fâcheuse à cette douleur vive déjà. Il en résulte un véritable ténesme, en ce qu'il semble au malade que le corps étranger veuille sortir, ce qui provoque d'incessantes poussées ; c'est ce qui arriva à la dame dont parle Turner.

Cette sensation ainsi que toute espèce de douleur disparaissent comme par enchantement, aussitôt que l'os déplacé a été remis dans ses rapports naturels.

4° *La position* que la douleur impose au blessé est un des caractères les plus tranchés de cette lésion.

Celui-ci se couche difficilement sur le dos, pour éviter la pression directe de la partie affectée ; il ne trouve un peu de calme que sur l'un ou l'autre côté : encore faut-il que, pour éviter la moindre action musculaire pouvant exercer des tractions sur la région sacro-coccygienne, les membres pelviens soient placés dans le plus grand relâchement possible, fléchis, appliqués et immobiles sur le bassin. Le moindre mouvement de leur part ou du côté du tronc, et résultant simplement d'une respiration profonde, de la toux, du rire, etc., réveille la douleur assoupie par l'immobilité : aussi le malade garde-t-il ses urines et surtout ses matières fécales pendant tout le temps que la réduction n'a pas été faite ; les lavements administrés à cet effet sont sans action, ils ne passent pas, ou bien ils sont rendus liquides.

5° *L'état local* est généralement subordonné à l'action de la cause ; celle-ci peut être assez violente pour déterminer les signes non équivoques d'une *contusion variable.*

A priori, et par analogie avec ce qui se passe à la suite de déplacements dans les articulations du genre de celle-ci, il est à croire qu'on doit remarquer à la face cutanée *une saillie* formée par le sommet du sacrum, et contrastant avec *le creux, ou dépression* vulgairement dite coup de hache, placé au-dessous, et dû au glissement du coccyx en avant du sacrum. C'est à ce double signe sans doute que Turner a reconnu, à l'examen extérieur, un déplacement du coccyx, enfoncé du côté du rectum. Les autres observations ne mentionnent rien à leur sujet.

Encore faut-il, pour leur production, que la luxation soit complète ou étendue de façon à séparer suffisamment les surfaces articulaires correspondantes.

La sensibilité locale est très-exagérée, et on ne peut que difficilement pratiquer le toucher. L'introduction du doigt dans l'intestin est également douloureuse.

6° *Le toucher rectal* fait souvent constater tout d'abord un obstacle qui empêche le doigt d'avancer. Cet empêchement provient du *déplacement du coccyx porté en avant.* Le bord antérieur de sa base projetée fait alors saillie dans l'intérieur de l'intestin. En général, cet obstacle, rencontré tout près de l'anus, indique que le déplacement n'est pas étendu, quelquefois même incomplet.

Mais il peut se faire que le coccyx, outre qu'il a été poussé en avant, ait été aussi *attiré en haut :* dans ce cas, au lieu d'un obstacle près de l'anus, le doigt trouverait un vide anormal, et aurait de la peine à atteindre cet os. Il faudrait pousser plus fortement encore pour arriver à la base du coccyx remonté, et pour percevoir alors la saillie formée par sa base.

Cet os peut, en outre et en même temps, subir un *déplacement latéral* variable qui le déjette d'un côté ou de l'autre indistinctement. M. Boyer l'a signalé à droite, et c'est en ce sens aussi que j'ai cru le reconnaître.

Le coccyx enfin, quand il est totalement déplacé, subit naturellement une perversion dans ses mouvements. On s'accorde à lui attribuer une mobilité anormale par le fait de la séparation absolue des surfaces articulaires.

Dans ce cas, c'est-à-dire, si le coccyx a abandonné totalement le sacrum, le doigt perçoit d'une manière à peu près constante la sensation de crépitation, plus ou moins obscure, généralement sourde, mais non douteuse, produite au moyen de la réduction seulement, par le retour de cet os (le coccyx) à sa position naturelle. Elle résulte aussi quelquefois de la présence d'une fracture du sacrum, qui complique la luxation, ainsi qu'il est dit dans l'observation de M. Judes ; alors on peut la déterminer facilement et à volonté en rapprochant le fragment inférieur libre de la totalité de l'os. Dans le cas de luxation simple, le bruit ne peut être perçu qu'une fois ; la luxation, en effet, en l'absence de sa cause première, ne se reproduit plus, si la réduction a été complète : j'y reviendrai à propos du diagnostic.

7° *Phénomènes fonctionnels. La fièvre* pourrait naître sans doute d'une extrême violence de la contusion génératrice de la luxation ; mais celle-ci par elle-même ne la produit pas. La fièvre paraît surtout être la conséquence de la rétention des urines et des matières fécales, rétention due elle-même à la douleur intolérable que les efforts d'expulsion font naître. L'angoisse que la malade de Turner en éprouva après huit jours d'attente ; les désordres généraux graves constatés par Ravaton, chez son cavalier arrivé au 17° jour de son accident sans avoir pu rendre une garde-robe qui débarrassât ses intestins, n'ont pas d'autre source.

Les désordres consisteraient donc surtout dans l'insomnie, puis dans le ballonnement abdominal avec les signes d'une péritonite partielle par occlusion intestinale ; de même, sans doute, des douleurs de l'hypogastre, et à leur suite la fièvre, l'amaigrissement, etc.

Des désordres généraux et la fièvre sont donc essentiellement liés et subordonnés au retard apporté dans la cure de la lésion.

IV. — L'origine de la maladie par violence extérieure et directe suffira pour indiquer que l'on est en présence soit *d'une simple contusion,* soit *d'une fracture,* soit *d'une luxation.*

1° La *contusion* sera révélée par les manifestations inflammatoires et l'ecchymose à divers degrés. Encore la douleur sera-t-elle sourde ; elle se joindra à une extrême pesanteur de la partie et ne revêtira pas de caractère spécial d'acuité.

Il n'y aura, en cas de contusion simple, ni inégalités de surfaces accessibles aux sens en dehors, au toucher par le rectum indiquant un déplacement osseux, ni sensation de crépitation pour l'explorateur, pas plus que de sensation de corps étranger dans le fondement pour la malade.

2° La *fracture,* si elle siégeait tout près de l'articulation sacro-coccygienne, pourrait très-bien être confondue avec la luxation : leurs manifestations locales et fonctionnelles sont les mêmes. Toutefois, le traitement pourra en faire la distinction.

En effet, le fragment déplacé, dans le cas de fracture, est facilement réduit : il suffit de le pousser d'avant en arrière, etc., suivant le cas, pour le rapprocher du reste de l'os ; mais il reprend sa position vicieuse aussitôt qu'il n'est plus maintenu par le doigt. A chacune des manœuvres faites de cette façon, le doigt du chirurgien perçoit une sensation de crépitation nouvelle non douteuse et ayant un caractère particulier de rudesse relative.

La guérison de la fracture est longue à obtenir. La malade de M. Bermond a pu sortir au vingtième jour ; celle de M. Cloquet au trentième ; celle de M. Judes n'a guéri qu'après deux mois. Enfin, Turner ne pouvait évidemment avoir affaire qu'à une fracture du sacrum, pour que sa malade n'ait jamais obtenu la consolidation d'une réduction détruite aussitôt que le doigt cessait de pousser le fragment inférieur en arrière.

Encore tous les praticiens ont-ils dû recourir à un moyen contentif incommode, quelquefois infidèle, permanent, en laissant un corps étranger à demeure dans le rectum, ce qui, par conséquent, a dû entretenir les troubles fonctionnels généraux.

3° La *luxation,* par conséquent, indépendamment d'abord des signes qui peuvent lui être communs d'une part avec la contusion et avec la fracture, d'autre part avec la fracture exclusivement, se distingue de celle-ci par les particularités suivantes.

Elle donne naissance à la saillie et à l'enfoncement sensibles au dehors, mieux que dans le cas d'une fracture.

Quand on pousse d'avant en arrière le coccyx luxé, sans autre manœuvre, on ne sent pas de mobilité et on ne produit pas de crépitation, ainsi qu'il arrive pour la fracture.

Lorsque, par une manœuvre appropriée, on réduit l'os

luxé, on a une sensation crépitante non équivoque, si la luxation était complète ou suffisante. Mais cette sensation est sourde ; elle se rapproche du claquement.

La réduction est définitive et le bruit susdit ne se produit par conséquent qu'une seule fois, s'il n'y a pas action nouvelle d'une cause violente.

Le traitement ne comporte aucun moyen de coaptation particulier.

La réduction fait cesser tout trouble local ou fonctionnel avec autant de rapidité qu'il y en avait eu dans leur développement.

La guérison, enfin, se fait vite et généralement d'une façon plus satisfaisante et plus complète. Il n'y a pas à sa suite une division du coccyx, si la réduction a été faite avec soin ; il n'y a pas non plus de crête ou saillie résultant soit de la position vicieuse que conserve le fragment inférieur, dans le cas de fracture, soit le dépôt d'ossification.

V. — Il faut essentiellement, et dans le plus bref délai, *remettre en place l'os luxé*.

Pour cela faire, introduire dans le rectum l'index d'une main, préalablement enduit d'un corps gras. J.-L. Petit donne, à ce sujet, le précepte bon à suivre de s'appliquer à appuyer toujours le doigt sur le côté de la marge de l'anus opposé à la pointe du coccyx. Il faut aussi diriger l'ongle en avant et la pulpe contre la face concave de cet os.

Est-il nécessaire, pour pratiquer cette introduction, de *donner au malade une position particulière ?* Les exigences de Ravaton à l'égard de son cavalier, qu'il fit mettre debout, les jambes écartées, le ventre appliqué contre le lit, et sans doute le tronc penché en avant, sont inutiles ; mais de plus elles sont dangereuses et inopportunes : dangereuses, en ce que, pour prendre cette position, 1 malade doit exécuter des mouvements dont toutes les observations s'accordent à relater les douleurs excessives ; inopportunes, en ce que, au lieu du relâchement dans lequel les blessés se maintiennent pelotés, dans une complète immobilité, la station debout comporte la tension musculaire générale, par conséquent la fixité des parties à mouvoir, et constitue ainsi un obstacle supplémentaire à la réduction. M. Léon

Boyer fit coucher sa malade sur le ventre, les cuisses et les jambes étendues avec précaution. Je voulus aussi, une première fois, faire mettre sur le côté gauche mon malade, qui se posait sur le côté droit; mais je fus frappé des souffrances inouïes que je venais de lui occasionner bien involontairement, et je n'eus garde, à ma seconde épreuve, de renouveler une pareille exigence; je pris mon malade comme et là où je le trouvai. L'introduction de mon index n'en fut pas plus difficile, et j'ai la confiance que, loin d'avoir contrarié la réduction, la flexion des membres sur le bassin a dû la seconder puissamment.

Il faudrait donc laisser son malade comme et où on le trouve, et ainsi fut fait sans doute par Job à Meck'ren, Cummène, Turner et M. Judes.

Le doigt peut rencontrer dans le rectum *quelque difficulté à s'avancer;* il faut passer outre, en le portant le plus possible, toujours suivant le précepte de J.-L. Petit, vers la vessie, de façon à le glisser entre le coccyx projeté en avant et la paroi antérieure de l'intestin.

Il suffira quelquefois, lorsqu'on aura amené le doigt au-dessus de l'articulation sacro-coccygienne, de le ramener en descendant vers le coccyx, la pulpe en arrière, et ayant soin d'appuyer fortement de façon à repousser les surfaces d'avant en arrière. Ainsi qu'il m'est arrivé, on pourra alors n'avoir aucune sensation d'obstacle, d'inégalité de déplacement, et pourtant cette manœuvre aura suffi pour faire cesser de suite une douleur excessive; par conséquent pour opérer la réduction d'un déplacement variable mais incomplet.

Le plus souvent, il faudra remonter le doigt aussi haut que l'exigera le coccyx relevé, de façon à le dépasser.

Cela fait, Turner a obtenu la réduction en repoussant fortement le coccyx d'avant en arrière. M. Judes dit avoir soulevé le coccyx et le sommet du sacrum, ce qui suffit, de ce côté, pour remettre les os en place.

Ravaton ne décrit pas son mode opératoire. Il est donc permis de croire que, suivant la marche que la raison chirurgicale semble indiquer comme la plus simple, ainsi que l'a fait M. Boyer, il a fléchi la phalangette de son index en crochet, et a. par elle, pesé sur la base du coccyx, de façon à abaisser cet os en même temps qu'il le poussait légèrement en arrière.

Job à Meck'ren mentionne des tractions qu'il exerça en divers sens sur la partie malade, jusqu'à ce qu'une crépitation indiqua que les os étaient rentrés à leur place. Ces tractions s'adressent, sans doute, à la manœuvre que décrit Cummène comme l'ayant employée avec succès sur son malade : elle consiste à saisir le coccyx entre l'index porté en dedans et le pouce de la même main appliqué en dehors. Pris ainsi entre les deux doigts, le coccyx est, comme le dit Job, tiré en divers sens jusqu'à ce que replacement s'ensuive. Ce procédé semble devoir donner de bons résultats, sans nuire à la pression et à l'action combinées, exercées de haut en bas par la phalangette recourbée en croc.

Quelque manœuvre que l'on ait faite, il est bon d'imiter M. Judes, qui, avec sa main libre, exerçait sur la *face cutanée des pressions* de façon à porter le sommet du sacrum autant que possible au-devant du coccyx poussé en sens contraire.

Un bruit de crépitation, d'intensité variable, annonce généralement le replacement du coccyx. Il ne faut pas négliger cependant, si distincte qu'ait été cette sensation, de *renouveler la pression* d'avant en arrière sur la face concave, promenant diverses fois le doigt du haut en bas pour acquérir les plus grandes garanties que la réduction est complète.

M. Léon Boyer prescrivait des *topiques émollients*. Job, J.-L. Petit, etc., recommandaient les embrocations huileuses et le repos soit au lit, soit sur une chaise percée, pour compléter une guérison toujours prompte. Ces accessoires de traitement, en y joignant même les résolutifs que peut réclamer la contusion, sont essentiellement subordonnés à l'état local.

Mais ce qu'il ne faut pas perdre de vue, c'est que l'acte de la défécation peut nécessiter des efforts et des contractions musculaires au moins douloureux sinon dangereux. Il est donc essentiel de prescrire des *lavements adoucissants et laxatifs*.

www.ingramcontent.com/pod-product-compliance
Ingram Content Group UK Ltd.
Pitfield, Milton Keynes, MK11 3LW, UK
UKHW020136080726
13614UKWH00005B/2258